BEI GRIN MACHT SICH IHR
WISSEN BEZAHLT

- Wir veröffentlichen Ihre Hausarbeit,
  Bachelor- und Masterarbeit

- Ihr eigenes eBook und Buch -
  weltweit in allen wichtigen Shops

- Verdienen Sie an jedem Verkauf

Jetzt bei www.GRIN.com hochladen
und kostenlos publizieren

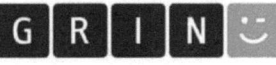

Christine Bönig

Kinderlosigkeit in Deutschland

GRIN Verlag

Bibliografische Information der Deutschen Nationalbibliothek:

Die Deutsche Bibliothek verzeichnet diese Publikation in der Deutschen National-
bibliografie; detaillierte bibliografische Daten sind im Internet über http://dnb.d-
nb.de/ abrufbar.

Impressum:

Copyright © 2007 GRIN Verlag GmbH
Druck und Bindung: Books on Demand GmbH, Norderstedt Germany
ISBN: 978-3-640-14579-9

Dieses Buch bei GRIN:

http://www.grin.com/de/e-book/113742/kinderlosigkeit-in-deutschland

GRIN - Your knowledge has value

Der GRIN Verlag publiziert seit 1998 wissenschaftliche Arbeiten von Studenten, Hochschullehrern und anderen Akademikern als eBook und gedrucktes Buch. Die Verlagswebsite www.grin.com ist die ideale Plattform zur Veröffentlichung von Hausarbeiten, Abschlussarbeiten, wissenschaftlichen Aufsätzen, Dissertationen und Fachbüchern.

Besuchen Sie uns im Internet:

http://www.grin.com/

http://www.facebook.com/grincom

http://www.twitter.com/grin_com

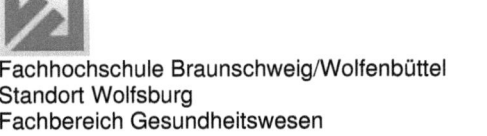

Fachhochschule Braunschweig/Wolfenbüttel
Standort Wolfsburg
Fachbereich Gesundheitswesen
Studiengang Krankenversicherungsmanagement

Sozialpolitik

Kinderlosigkeit in Deutschland

Referat

Name, Vorname: Bönig, Christine

Wunstorf, den 20.04.2007

Inhaltsverzeichnis

Abbildungsverzeichnis

1 Einleitung

Die Alterung der Bevölkerung ist aktuell ein intensiv diskutiertes Thema. Die Enquete-Kommission des Bundestags `Demographischer Wandel´ stellte im März 2002 nach fast zehn Jahren Arbeit ihren Abschlussbericht vor. Diesem Bericht zu Folge ist in Deutschland mit einer erheblichen Verschiebung des Altersaufbaus der Bevölkerung zu rechnen, also mit einer Verschiebung des quantitativen Verhältnisses zwischen Alten und Jungen. Diese Ergebnisse flossen in die Arbeit der durch die Regierung eingesetzten `Rürup-Kommission` ein, die im August 2003 zusammengefasst folgende Ergebnisse präsentierte:[1] „Aufgrund der stagnierenden Geburtenraten bei steigender Lebenserwartung müssen die sozialen Sicherungssysteme umgebaut werden, um die Abgabenlast der Erwerbstätigen zu mildern und die wachsende Zahl der nicht mehr Erwerbstätigen vor Altersarmut zu bewahren."[2]

Diese Botschaft liefert seither der Politik die Legitimation sozialer Einschnitte, die weite Bevölkerungskreise unmittelbar trifft beziehungsweise beschäftigt. Ferner erhielt die Kinderlosigkeit als wesentlicher Aspekt des demographischen Wandels Raum in der gesellschaftlichen Diskussion.[3]

In dieser Arbeit soll daher betrachtet werden, wer in Deutschland aus welchen Gründen Kinderlos bleibt und welche Gegensteuerungsaspekte existieren. Dazu wird zunächst die Motivation für den Kinderwunsch betrachtet. Dem folgend werden die Sozialstrukturellen Daten zur Kinderlosigkeit dargestellt und ferner die Problematik der ungewollten Kinderlosigkeit betrachtet.

---

[1] Vgl. Schmitt, C., Winkelmann, U., Wer bleibt Kinderlos?, 2005, S. 1.
[2] Schmitt, C., Winkelmann, U., Wer bleibt Kinderlos?, 2005, S. 1.
[3] Vgl. Schmitt, C., Winkelmann, U., Wer bleibt Kinderlos?, 2005, S. 1.

2 Motivation für den Kinderwunsch

Die Gründe für einen Kinderwunsch können ganz unterschiedlicher Art und Herkunft sein. Ebenso ist die Intensität des Kinderwunsches ganz individuell geprägt. Eine Unterteilung lässt sich beispielsweise vornehmen in traditionelle, kulturelle und psychosoziale Gründe.[4]

- Traditionelle Gründe

Für viele, insbesondere für Frauen, wird eine Schwangerschaft eng verbunden mit einer Heirat und einer Familie im traditionellen Sinne. Die Vorstellung eine Familie zu gründen, ist teilweise seit der Kindheit eine selbstverständliche und unangezweifelte Überlegung. Für viele Frauen stellt diese Vorstellung den zentralen Bezugspunkt ihres Lebensentwurfes dar, an den oft Entscheidungen in anderen Lebensbereichen gebunden sind beziehungsweise waren. So wird zum Beispiel die Wahl des Berufes, des Wohnortes oder des Partners mehr oder weniger stark von ihr beeinflusst.[5]

- Kulturelle/Gesellschaftliche Gründe

In vielen Kulturen stellen Kinder die Altersversorgung in manchen sogar den Reichtum der Familie dar. Auch in Deutschland ist das Thema Altersversorgung und Geburtenrückgang wie bereits in der Einleitung dargestellt in der Diskussion – politisch aktuell beispielsweise das Elterngeld und die Betreuungsmöglichkeiten wie Krippenplätze. Ferner können sich auch religiöse Gründe hinter dem Kinderwunsch verbergen. So ´dient´ in manchen Religionen der Sexualverkehr ausschließlich der Fortpflanzung. Im Katholizismus z. B. wird die Verhütung immer noch untersagt.[6]

- Psychosoziale Gründe

Auch in unserer heutigen Gesellschaft wird die Weiblichkeit einer Frau noch stark mit ihrer Gebärfähigkeit verbunden. Mit der Geburt eines Kindes wird die Weiblichkeit bestätigt und die Frau entspricht den gesellschaftlichen Normen und Standards. Ebenso wird die Männlichkeit mit der Zeugungsfähigkeit verknüpft. Oft entsteht der Kinderwunsch erst

---

[4] Vgl. Fränznick, M., Wiener, K., Ungewollter Kinderlosigkeit, 1996, S. 17ff.
[5] Vgl. Fränznick, M., Wiener, K., Ungewollter Kinderlosigkeit, 1996, S. 17ff.
[6] Vgl. Fränznick, M., Wiener, K., Ungewollter Kinderlosigkeit, 1996, S. 17ff.

auf Druck des sozialen Umfeldes indem sich beispielsweise die Eltern ein Enkelkind wünschen oder im Freundes- und Bekanntenkreis Kinder geboren werden und sich deren Alltag entsprechend verändert – hier entsteht der Kinderwunsch um weiterhin dazuzugehören. Mitunter ist es einfach das menschlichste Bedürfnis nicht allein zu sein, insbesondere im Alter. Eher vereinzelt wird den Frauen ein weiblicher Urinstinkt für den Kinderwunsch unterstellt.[7]

3 Sozialstrukturelle Daten zur Kinderlosigkeit

3.1 Vorbemerkung

Im Mittelpunkt der Analysen und Diskussionen zu den möglichen Ursachen steigender Kinderlosigkeit stehen die Frauen. Diese bekommen immer später Kinder. Den Angaben des Statistischen Bundesamtes zufolge liegt das mittlere Alter bei Erstgeburten inzwischen bei 29 Jahren. Während die Kinderlosigkeit von Frauen unter den Aspekten Egoismus, Karrierestreben, Unvereinbarkeit von Familie und Beruf sowie allgemeiner Kinderfeindlichkeit der Gesellschaft diskutiert wird, wurde bisher kaum nach den fehlenden Vätern gefragt. Es existiert immer noch das traditionellen Rollenverständnis, demzufolge Frauen für Kinder zuständig sind und somit wohl auch für die Kinderlosigkeit. [8]

Des Weiteren erfolgt eine Fixierung auf die Frauen bezüglich der Elternschaft im Zuge der amtlichen Datenerhebung, da der Mikrozensus ausschließlich die aktuelle Haushaltssituation erfasst. Das bedeutet, wer zum Zeitpunkt der Befragung nicht mit einem Kind im gemeinsamen Haushalt lebt – das trifft auf Väter nach Trennung oder Scheidung in den meisten Fällen zu – erscheint in der amtlichen Statistik als kinderlos. Berechnungen auf Basis der amtlichen Statistik zu Fertilität und Kinderlosigkeit basieren demnach ausschließlich auf der Erfassung der Mutterschaft. Da sowohl der Anteil kinderloser Männer und Frauen als

---

[7] Vgl. Fränznick, M., Wiener, K., Ungewollter Kinderlosigkeit, 1996, S. 17ff.
[8] Vgl. Schmitt, C., Winkelmann, U., Wer bleibt Kinderlos?, 2005, S. 2.

auch die sozialstrukturelle Zusammensetzung dieser Gruppen Unterschiede aufweisen, ist eine differenziertere Betrachtung erforderlich.[9] Eine Fokussierung auf die weibliche Seite von Elternschaft und Kinderlosigkeit würde die Betrachtung des in Deutschland nach wie vor dominierenden „male-breadwinner-Prinzip"[10] und der traditionellen Rollenverteilung ausschließen. Männer beteiligen sich immer noch seltener an Erziehungsaufgaben und nehmen nur höchst selten den Erziehungsurlaub wahr. Sofern man unterstellt, dass eine egalitärere Aufgabenverteilung zwischen den Geschlechtern den Paaren eine Entscheidung für eine Elternschaft erleichtern könnte, sollte die Familienpolitik auch betrachten, welche Rahmenbedingungen nötig sind, um Männer stärker in Erziehungsfragen einzubinden. Familienpolitische Regelungen und die Geburtenrate in Frankreich und Skandinavien lassen annehmen, dass die Kinderlosigkeit so gesenkt werden könnte. In Deutschland herrscht diesbezüglich noch ein Forschungsdefizit, dass allmählich aufgearbeitet wird. Zu den sozialwissenschaftlichen Datensätzen, die die männliche Kinderlosigkeit berücksichtigen, gehören der `Family and Fertility Survey`, der `Familiensurvey` und das `Sozio-oekonomische Panel (SOEP)`. Das SOEP ist eine seit 1984 jährlich stattfindende Wiederholungsbefragung von Deutschen, Ausländern und Zuwanderern in den alten und neuen Bundesländern. Die nachfolgend referierten Ergebnisse basieren im Wesentlichen auf den Auswertungen des SOEP.[11]

3.2 Eckdaten zur Kinderlosigkeit

Die wichtigsten Rahmendaten zur Kinderlosigkeit betreffen die Überlegenheit der Kinderlosen innerhalb spezifischer Bevölkerungsgruppen sowie den Zeitpunkt des Übergangs zur Elternschaft - das Alter in dem der Status der Kinderlosigkeit beendet wird - und wer dauerhaft kinderlos bleibt. In den letzten Jahrzehnten ist der Anteil der dauerhaft Kinderlosen gestiegen. Ferner lässt sich ein Trend verzeichnen die Elternschaft länger aufzuschieben. Beide Aspekte haben einen negativen

---

[9] Vgl. Schmitt, C., Winkelmann, U., Wer bleibt Kinderlos?, 2005, S. 2f.
[10] Schmitt, C., Winkelmann, U., Wer bleibt Kinderlos?, 2005, S. 3.
[11] Vgl. Schmitt, C., Winkelmann, U., Wer bleibt Kinderlos?, 2005, S. 3f.

Einfluss auf die Fertilitätsrate, wobei der Aufschub der Elternschaft für die Fertilität der Bevölkerung von besonderer Bedeutung ist, da eine späte Elternschaft die Wahrscheinlichkeit reduziert, ein zweites oder weitere Kinder zu haben.[12]

Nach den erhobenen Daten kommt eine erste Mutter- oder Vaterschaft nach dem 40. Lebensjahr nur noch selten vor, nach dem 45. Lebensjahr praktisch gar nicht mehr. Bei Frauen ist dies größtenteils durch den Eintritt der Menopause begründet. Bei Männern, die in der Regel zwei bis drei Jahre älter sind als ihre Partnerin, ist die späte Vaterschaft einerseits durch die Konzeptionsfähigkeit der Partnerin begrenzt. Zum anderen nimmt auch die Zeugungsfähigkeit der Männer im Alter ab.[13]

Im Vergleich ist die dauerhafte Kinderlosigkeit bei Männern mit ca. 25 Prozent höher gegenüber der der Frauen mit knapp 20 Prozent. Erklärungsansätze für diese Differenz sind z. B. ein Männerüberschuss, die fehlende Bekenntnis zur Vaterschaft oder die Bereitschaft von Männern mit mehr als einer Partnerin Kinder zu haben. Diese Erklärungsversuche sind allerdings noch nicht näher analysiert.[14]

Weiter zeigen die erhobenen Daten die Tendenz die Elternschaft immer weiter aufzuschieben. Verantwortlich für diesen Aufschub sind die verlängerten Ausbildungszeiten sowie die Übertragung der Bildungsressourcen in berufliche Statuspositionen. Da Frauen mit Nachteilen in der Erwerbskarriere rechnen müssen, wenn sie diese wegen Mutterschaft unterbrechen, ist der erhöhten Bildungspartizipation von Frauen besondere Bedeutung beizumessen. Obwohl Männer aufgrund der herrschenden Rollenverteilung weniger von diesen negativen beruflichen Konsequenzen betroffen sind, wirkt sich dieser Zusammenhang auch auf die männliche Kinderlosigkeit aus, da die meisten Partnerschaften bildungshomogen sind und die Entscheidung für eine Elternschaft in der Partnerschaft ausgehandelt wird und nicht vom individuellen Wunsch allein abhängt. Daher ist auch unter Männern mit höherem Bildungsniveau ein längerer Aufschub der Elternschaft festzustellen. Weiter wird

---

[12] Vgl. Kreyenfeld, M., Huinink, J., Der Übergang zum ersten und zweiten Kind, 2003, S. 43-54.
[13] Vgl. Schmitt, C., Winkelmann, U., Wer bleibt Kinderlos?, 2005, S. 5f.
[14] Vgl. Schmitt, C., Winkelmann, U., Wer bleibt Kinderlos?, 2005, S. 6f.

der Bereitschaft zur Elternschaft meist eine grundlegende ökonomische Absicherung vorausgesetzt, die sich im Zusammenhang mit der beruflichen Etablierung ebenfalls verzögernd auf die Elternschaft auswirkt.[15] Grundsätzlich kann unterschieden werden zwischen jenen, die eine Elternschaft fortwährend aufschieben und denen die eine Elternschaft ablehnen. Eine klare Entscheidung gegen ein Kind ist allerdings eher selten, so dass vor allem dauerhaft kinderlos bleibt, wer die Auseinandersetzung mit der Kinder-Frage so weit aufschiebt, dass sie sich erübrigt. Die ungewollte Kinderlosigkeit spielt für die Anzahl der dauerhaft Kinderlosen mit ca. 3 Prozent[16] eine eher untergeordnete Rolle.[17]

3.3 Bildungsniveau und Kinderlosigkeit

In der öffentlichen Diskussion wird die Kinderlosigkeit von Akademikerinnen wiederholt mit der Zahl von über 40 Prozent beziffert. Diese Angaben basieren auf Daten des Mikrozensus. Demnach waren im Jahr 2000 über 40 Prozent der Hochschulabsolventinnen im Alter von 35 bis 39 Jahren kinderlos. Problematisch ist dabei, dass die Zahl in den Medien als genereller Indikator für dauerhafte Kinderlosigkeit von Akademikerinnen dargestellt wird. Ferner suggeriert die ausschließliche Erfassung der aktuellen Haushaltssituation im Mikrozensus unter Umständen Kinderlosigkeit, weil ein Kind vorübergehend oder dauerhaft nicht bei der Mutter lebt. Die ausschließliche Betrachtung der 35- bis 39jährigen Frauen beinhaltet eine weitere Fehlerquelle. Aufgrund der unter Punkt 3.2 bereits dargestellten aufgeschobenen Elternschaft wird ein nicht unwesentlicher Teil der Höhergebildeten noch jenseits des 35. bis 39. Lebensjahres erstmals ein Kind bekommen. Eine weitere Verzerrung entsteht dadurch, dass im öffentlichen Diskurs die Akademikerinnen mit Universitätsabsolventinnen gleichgesetzt werden. Die ebenfalls zu den Akademikerinnen zählenden Fachhochschulabsolventinnen bleiben bei der Nennung der kinderlosen Akademikerinnen unberücksichtigt. Sie sind in dieser Altersgruppe allerdings deutlich seltener kin-

---

[15] Vgl. Schmitt, C., Winkelmann, U., Wer bleibt Kinderlos?, 2005, S. 7f.
[16] Vgl. Strauß, B., Heft 20 – Ungewollte Kinderlosigkeit, 2004, S. 4.
[17] Vgl. Schmitt, C., Winkelmann, U., Wer bleibt Kinderlos?, 2005, S. 8.

derlos als die Universitätsabsolventinnen. Die auf Basis des SOEP erhobenen Daten wurden um diese Verzerrungen bereinigt und heben
sich entsprechend von denen des Mikrozensus ab. Demnach liegt der
Anteil der dauerhaft Kinderlosen unter den Akademikerinnen wie auch
unter den Akademikern unter 25 Prozent. Diese Differenz begründet
sich im Wesentlichen darin, dass die Auswertungen der SOEP alle Geburten einer Person im Lebenslauf anstelle einer aktuellen Haushaltssituation zu einem bestimmten Stichtag berücksichtigen. Das Ergebnis
hoher Anteile an kinderlosen Akademikerinnen auf Basis des Mikrozensus kann demnach nicht bestätigt werden.[18]

Während der Anteil an Kinderlosen unter den Akademikern und Akademikerinnen ein identisches Niveau aufweist, liegt der Anteil der kinderlosen Hauptschulabsolventen deutlich über dem der Hauptschulabsolventinnen. Dieses Ergebnis wird in erster Linie dem Partnerwahlver-
halten zugeschrieben. Zudem überwiegt prinzipiell die Kinderlosigkeit
bei Männern mit niedrigen Einkommen, die in dieser Gruppe häufiger
vertreten sind. Bei den Frauen besteht dieser Einkommenseffekt nicht.
Sie weisen unter den betrachteten Gruppen die geringste Kinderlosig-
keitsquote und den zeitigsten Übergang zur Elternschaft auf. Im Alter
von Mitte 20 haben etwa ein Drittel der Hauptschulabsolventinnen
erstmals ein Kind geboren.[19]

3.4 Partnerschaft und Kinderlosigkeit

Bisher lässt sich zusammenfassen, dass höher gebildete Männer wie
Frauen eine Elternschaft länger aufschieben. Während für Männer vor-
wiegend niedrige Einkommen und prekäre Beschäftigungsverhältnisse
die Familiengründung erschweren, sind bei den Frauen vorrangig die
Vereinbarkeit von Familie und Beruf Gründe für den Aufschub der Elternschaft. Trotz einer gestiegenen Arbeitsmarkt- und Bildungspartizipation der Frauen in den vergangenen Jahrzehnten, sind traditionelle Rol-
lenmuster hinsichtlich der häuslichen Arbeitsteilung und Kinderbetreu-

---

[18] Vgl. Schmitt, C., Winkelmann, U., Wer bleibt Kinderlos?, 2005, S. 8ff.
[19] Vgl. Schmitt, C., Winkelmann, U., Wer bleibt Kinderlos?, 2005, S. 8ff.

ung immer noch weit verbreitet und damit ebenfalls verantwortlich für das Niveau der Kinderlosigkeit. Als bedeutendes familienpolitisches Instrument wird daher z. B. der Ausbau von Kinderbetreuungseinrichtungen, mit dem Ziel der besseren Vereinbarkeit von Beruf und Familie, diskutiert.[20]

Weitgehend unberücksichtigt blieb bisher die Frage nach dem Anteil an Personen, der für solche Maßnahmen generell unerreichbar ist, weil sie in keiner oder zumindest keiner dauerhaften Partnerschaft leben. Grundsätzlich ist davon auszugehen, dass einer Geburt ein Planungs- und Entscheidungsprozess vorausgeht, der in einer längerfristigen Partnerschaft integriert ist. Oft ist die Realisierung des Kinderwunsches mit einer Heirat verbunden, so dass davon auszugehen ist, dass der Kinderwunsch sowie Dauer und Verbindlichkeit einer Partnerschaft in engem Zusammenhang stehen.

Wie Abbildung 1 zeigt, waren 2003 annähernd die Hälfte der 33- bis 42jährigen kinderlosen Männer ohne Partnerin. Weitere 19,3 Prozent hatten eine Partnerin, lebten aber in getrennten Haushalten. Diese Anteile fallen unter den Frauen geringer aus, sind aber dennoch nicht unbedeutend.

Kinderlose nach Partnerschaftsstatus und Geschlecht 2003

Geburtskohorte	Kinderlose	Alleinlebende	Lat [a]	Nel [b]	Ehe	
1961 bis 1970	Männer	44,2%	19,3%	17,1%	19,5%	100%
	Frauen	26,1%	16,2%	25,1%	32,6%	100%
1951 bis 1960	Männer	52,3%	10,4%	8,8%	28,5%	100%
	Frauen	27,7%	12,3%	13,6%	46,4%	100%

a) Living apart together - Partnerschaften mit getrennten Haushalten
b) Nichteheliche Lebensgemeinschaft

Abbildung 1: Kinderlose nach Partnerschaftsstatus und Geschlecht 2003[21]

---

[20] Vgl. Schmitt, C., Winkelmann, U., Wer bleibt Kinderlos?, 2005, S. 11.
[21] Vgl. Schmitt, C., Winkelmann, U., Wer bleibt Kinderlos?, 2005, S. 12.

Um nähere Informationen über die Bedeutung fehlender Partnerschaften als Ursache für Kinderlosigkeit zu erhalten, ist neben den Daten aus Abbildung 1 – die Momentaufnahmen aus 2003 sind – im weiteren die Konstanz von Paarbeziehungen von Bedeutung. Zu diesem Zweck wurde die Konstanz von Partnerschaften kinderloser Männer und Frauen über den Zeitraum von vier Jahren betrachtet (vgl. Abbildung 2).

Permanenz von Partnerschaften kinderloser Männer und Frauen zwischen 2000 und 2003

Geburtskohorte	Kinderlose	dauerhaft Alleinlebende	wechselnde bzw. mittel- bis kurzfristige Partnerschaften	dauerhafte Partnerschaften	
1961 bis 1970	Männer	36,2%	38,3%	25,5%	100%
	Frauen	19,5%	34,7%	45,8%	100%
1951 bis 1960	Männer	36,8%	27,1%	36,1%	100%
	Frauen	21,1%	24,3%	54,6%	100%

Abbildung 2: Permanenz von Partnerschaften Kinderloser Männer und Frauen zwischen 2000 und 2003 [22]

Die Tabelle in Abbildung 2 verdeutlicht, dass sowohl bei den im Jahr 2003 33- bis 42jährigen, die ihre fertile Phase in den nächsten Jahren abschließen, als auch bei den im Jahr 2003 43- bis 52jährigen – bei denen eine Elternschaft nur noch in Ausnahmefällen eintritt – ca. jeder Dritte kinderlose Mann dauerhaft ohne Partnerin war. Bei den Frauen blieb etwa jede fünfte Kinderlose im betrachteten Zeitraum ohne Partner. In der jüngeren Betrachtungsgruppe hatten ca. ein Drittel eine Partnerschaft, aber nicht über den gesamten Beobachtungszeitraum, während in der älteren Gruppe etwa jede(r) Vierte in nicht dauerhaften oder wechselnden Partnerschaften lebte. Insgesamt war demnach ein erheblicher Anteil der Kinderlosen ohne Partner oder in nicht permanenten Beziehungen. Zumindest bei den dauerhaft Alleinlebenden kann davon ausgegangen werden, dass sie für familienpolitische Maßnahmen mit dem Ziel die Rahmenbedingungen der Elternschaft zu verbessern, nur bedingt erreichbar sind. Angaben zu den Ursachen – ob die

---

[22] Vgl. Schmitt, C., Winkelmann, U., Wer bleibt Kinderlos?, 2005, S. 13.

Betrachteten eine dauerhafte Partner- und Elternschaft zugunsten z.B. von Karriere oder Selbstverwirklichung ablehnen oder den passenden Partner noch nicht gefunden haben – können den vorliegenden Daten nicht entnommen werden. Die steigende Instabilität von Partnerschaften in der jüngeren Beobachtungsgruppe erscheint jedoch als wesentliche Größe für die steigende Kinderlosigkeit.[23]

Abschließend kann festgehalten werden, dass mehr Männer als Frauen langfristig allein stehend und gleichzeitig kinderlos sind, was mit der Beobachtung des generell höheren Anteils an kinderlosen Männern korrespondiert.[24]

4   Besondere Problematik der ungewollten Kinderlosigkeit

4.1   Definition und Eckdaten

Ungewollte Kinderlosigkeit bezeichnet einen Zustand, der durch Leiden an einer Infertilität beziehungsweise Sterilität gekennzeichnet ist. 1967 wurde die Zeugungs- und/der Empfängnisunfähigkeit, also die ungewollte Kinderlosigkeit, durch die `Scientific Group on the Epidemiology of Infertility der WHO` als Krankheit anerkannt. Der Definition der WHO zufolge ist eine Infertilität beziehungsweise Sterilität zu diagnostizieren, wenn bei einem Paar entgegen seinem ausdrücklichen Willen nach mehr als 24 Monaten trotz regelmäßigem, ungeschütztem Sexualverkehr eine Schwangerschaft ausbleibt.[25]

Der über einen längeren Zeitraum konstante Anteil kinderloser Frauen in der ehemaligen DDR und der Anstieg nach der politischen Wende, sowie der kontinuierliche Zuwachs der Kinderlosigkeit in den alten Bundesländern lassen vermuten, dass es sich bei der Zunahme der Kinderlosigkeit vorrangig um einen Anstieg gewollter Kinderlosigkeit handelt. Der Prozentsatz ungewollt kinderloser Paare in Deutschland liegt wis-

---

[23] Vgl. Schmitt, C., Winkelmann, U., Wer bleibt Kinderlos?, 2005, S. 11ff.
[24] Vgl. Schmitt, C., Winkelmann, U., Wer bleibt Kinderlos?, 2005, S. 13f.
[25] Vgl. Strauß, B., Heft 20 – Ungewollte Kinderlosigkeit, 2004, S. 1-4.

senschaftlichen Schätzungen zufolge in Westdeutschland unter zehn Prozent und in den neuen Bundesländern unter fünf Prozent. Dauerhaft kinderlos bleiben davon etwa drei Prozent der Paare.[26]

Diese Anzahl ist im Vergleich zur gewollten Kinderlosigkeit eher gering, dennoch sollen die besonderen - im Folgenden betrachteten - Belastungen dieser Gruppe nicht unbeachtet bleiben.

4.2 Ursachen der ungewollten Kinderlosigkeit

Der Einfluss psychischer Ursachen wie z. B. Stress auf die Fruchtbarkeit ist bis heute noch nicht abschließend geklärt. Es wird vermutet, dass die Ausschüttung stressbezogener Hormone wie Prolaktin oder Cortisol endokrinologische oder immunologische Mechanismen auslösen kann. Ausschließlich für die männliche Fertilität konnte eine Verschlechterung des Spermiogramms in Abhängigkeit von alltäglichem Stress und dessen Bewältigung nachgewiesen werden.[27]

Die physischen Ursachen der Sterilität werden geschlechtsspezifisch unterschieden.

Als häufigste Ursachen im Bereich der männlichen Sterilität sind folgende bekannt:[28]

- Störungen der Samenzellenbildung als Folge von Entzündungen oder Infektionskrankheiten wie Mumps etc. – auch wenn sie in der Kindheit erlitten wurden; ferner als Folge von Hodenhochstand, Krampfadern, Hormonstörungen, Operationen, Chemotherapien oder Bestrahlungen, häufig sind sie aber auch unklar.

- Störungen des Spermientransports als Folge von Operationen, Entzündungen, Verletzungen, erblich bedingter Fehlanlagen oder Ejakulationsstörungen z. B. aufgrund von Nervenlähmung oder Impotenz etc.

- Genetische Störungen

---

[26] Vgl. Strauß, B., Heft 20 – Ungewollte Kinderlosigkeit, 2004, S. 4.
[27] Vgl. Strauß, B., Heft 20 – Ungewollte Kinderlosigkeit, 2004, S. 2.
[28] Vgl. o. V., Fruchtbarkeitsstörungen beim Mann,
http://kinderwunsch.com/seite.asp?Seite=12&sprache=1.

- Lebensweise, vor allem Stress, Nikotin, Fehlernährung, Umweltfaktoren etc.

Dagegen sind als häufigste Ursachen der Fruchtbarkeitsstörungen bei Frauen folgende bekannt:[29]

- Störungen der Eibläschenreifung und Ovulation als Folge von Hormonstörungen, Operationen, Chemotherapien, Bestrahlungen, Antikörpern, genetischen Störungen oder aufgrund des Alters.
- Störung des Eitransports als Folge von unzureichender Schleimsekretion im Gebärmutterhals oder Spermatpozoen-Antikörpern.
- Störung der Implantation des Embryos als Folge von narbigentzündlicher Schädigung oder unzureichender Entwicklung der Gebärmutterschleimhaut sowie Gebärmutter-Myomen und Antikörpern.
- Genetische Störungen
- Lebensweise, vor allem Stress, Nikotin, Fehlernährung Umweltfaktoren, etc.

4.3 Psychosoziale Aspekte der ungewollten Kinderlosigkeit

Die Diagnose einer Fruchtbarkeitsstörung stellt für Betroffene den Verlust eines Lebensplanes und erwünschten Lebenszieles dar. Diese Erkenntnis löst eine Reihe unterschiedlicher Gefühle wie Trauer, Hilflosigkeit, Wut, Neid sowie Gefühle von Minderwertigkeit und Ausgeschlossen sein aus. Die ausbleibende Schwangerschaft wird als Kränkung bezüglich der eigenen Weiblichkeit beziehungsweise Männlichkeit erlebt, insbesondere wenn Betroffene diese stark mit der Reproduktionsfähigkeit verknüpft haben. Psychische Folgen des unerfüllten Kinderwunsches können Einschränkungen hinsichtlich des Selbstwertgefühls, die emotionale Befindlichkeit sowie die eine allgemeine Lebensunzufriedenheit sein. Darüber hinaus können sich interpersonelle Probleme einstellen, insbesondere in der Partnerschaft oder im Kontakt zu Familie und Freundeskreis. So können Missverständnisse in der Part-

---

[29] Vgl. o. V., Fruchtbarkeitsstörungen bei Frauen,
http://kinderwunsch.com/seite.asp?Seite=18&sprache=1.

nerschaft auftreten, weil sich die Partner beispielsweise nicht in ihrer Bewältigung ergänzen, der Kinderwunsch unterschiedlich stark ausgeprägt ist oder bei der Bereitschaft zu Behandlungsmaßnahmen keinen Konsens finden. Ferner können sich vorübergehende Beeinträchtigungen im sexuellen Erleben ergeben, weil der Geschlechtsverkehr auf die Erfüllung des Kinderwunsches funktionalisiert wird.[30]

Im Sozialen Umfeld ergeben sich Probleme, weil sich Betroffene aus Scham aus sozialen Aktivitäten zurückziehen oder sich unverstanden fühlen, insbesondere wenn die Gründe für die Kinderlosigkeit unbenannt bleiben. Ferner wird ihnen, im Fall der Unkenntnis der Umwelt, vorgeworfen egoistisch, verantwortungslos, unreif, karrieresüchtig und unmoralisch zu sein. Sind die Gründe für die Kinderlosigkeit dagegen bekannt wird ihnen mit Mitleid und gut gemeinten Ratschlägen und Nachfragen begegnet, statt mit einem Gesprächsangebot. Durch die öffentliche Berichterstattung über neue Entwicklungen in der Reprodiktionsmedizin entsteht in der breiten Öffentlichkeit der Eindruck, dass niemand mehr dauerhaft unter einem unerfüllten Kinderwunsch leiden muss, wodurch sich der gesellschaftliche Druck auf betroffene Paare auch durch den Fortschritt in der medizinischen Behandlung verstärkt.

Am Arbeitsplatz wird die Problematik in der Regel verschwiegen, weil die Betroffenen eine Einschränkung der Aufstiegschancen befürchten, wenn der Kinderwunsch und eventuelle medizinische Behandlungen bekannt würden. Da die Reproduktionsmedizin insbesondere für die Frauen häufige Arztbesuche erfordern, müssen sie sich Entschuldigungen für den Arbeitgeber einfallen lassen. Viele erhalten sich den Arbeitsplatz auch bewusst als einen Lebensbereich frei, an dem sie von der ungewollten Kinderlosigkeit Abstand nehmen können.[31]

Ferner existieren, nicht nur bei den Betroffenen, eine Reihe von Mythen über die Unfruchtbarkeit. So wird sie, vor allem von manchen Paaren aus anderen Kulturkreisen, als ´Strafe Gottes´ oder als Schicksal ange-

---

[30] Vgl. Henning, K., Strauß, B., Psychologische und psychosomatische Aspekte der ungewollten Kinderlosigkeit, 2000, S. 15-33.
[31] Vgl. Henning, K., Strauß, B., Psychologische und psychosomatische Aspekte der ungewollten Kinderlosigkeit, 2000, S. 15-33.

sehen, womit die Hoffnungen auf alternativmedizinische Behandlung oder Hilfe durch religiöse Handlungen verbunden werden.[32]

4.4 Diagnostik und Therapiemöglichkeiten

Für die Diagnostik und Therapie der ungewollten Kinderlosigkeit aus körperlicher und psychosomatischer Sicht wurden Leitlinien entwickelt, die auf nationaler Ebene über die Arbeitsgemeinschaft wissenschaftlicher medizinischer Fachgesellschaften (AWMF) zugänglich sind. Aufgrund der nachgewiesenen Bedeutung psychosozialer Faktoren für die Entstehung und Verbreitung der ungewollten Kinderlosigkeit wird empfohlen, psychologische Beratungsgespräche in die Diagnostik und die medizinischen Behandlung, während der die psychische Belastung eher noch zunimmt, zu integrieren.[33]

Die rechtlichen Rahmenbedingungen für die reproduktionsmedizinischen Behandlungen sind in Deutschland durch eine Reihe von Gesetzen und Richtlinien geregelt. Erwähnt sei an dieser Stelle das Gesetz zum Schutz von Embryonen aus dem Jahr 1990, das als eines der strengsten in Europa gilt.[34]

Die Therapien werden im folgenden Überblick kurz dargestellt:[35]

- Zyklusmonitoring: Beobachtung des Zyklus durch Ultraschalluntersuchungen und Hormonbestimmung.

- Hormonbehandlung: Regulierung des Hormonhaushaltes zur Stimulation der Eibläschenreifung.

- Insemination (Samenübertragung): Einbringen von aufbereiteten Spermien in die Gebärmutter oder in den Eileiter.

- IVF (In-vitro-Fertilisation): 1. Entnahme von Eizellen (Punktion), 2. Zusammenbringen von Eizellen und Samenzellen außerhalb des Körpers im Reagenzglas (in vitro), 3. Rückgabe der Embryonen in die Gebärmutter (Embryonentransfer).

---

[32] Vgl. Strauß, B., Heft 20 – Ungewollte Kinderlosigkeit, 2004, S. 2.
[33] Vgl. Strauß, B., Heft 20 – Ungewollte Kinderlosigkeit, 2004, S. 7.
[34] Vgl. Strauß, B., Heft 20 – Ungewollte Kinderlosigkeit, 2004, S. 7.
[35] Vgl. o. V., Unerfüllter Kinderwunsch – Therapien im Überblick, http://kinderwunsch.com/seite.asp?Seite=19&sprache=1.

- ICSI (Intracytoplasmatische Spermieninjektion): 1. Entnahme von Eizellen (Punktion), 2. Injektion einer Samenzelle in die Eizelle, 3. Embryonentransfer.

- TESE/MESA (testicular sperm extraction/microsurgical epididymal sperm aspiration): operative Spermiengewinnung aus dem Hoden/Nebenhoden.

Die Schwangerschaftsraten werden nach der Hormonbehandlung ohne künstliche Befruchtungstechniken mit über 30 Prozent angegeben. Bei der Insemination mit 2 bis 30 Prozent. Die Schwangerschaftsraten nach Maßnahmen der künstlichen Befruchtung wurden 2002 bei der IVF mit 23,5 Prozent und bei der ICSI mit 25,82 Prozent beziffert. Die Rate der tatsächlichen Geburten dagegen betrug bei der IVF 11,36 Prozent und bei der ICSI 12,98 Prozent. Auswertungen von 36.961 Zyklen bei IVF-Behandlungen seit 1991 ergaben eine Lebendgeburtenrate von durchschnittlich 13,9 Prozent. Insgesamt ist die Reproduktionsmedizin lediglich mit 1 Prozent an den Geburtenraten beteiligt.[36]

Neben den niedrigen Erfolgsaussichten nehmen Betroffene aus Kostengründen von einer medizinischen Behandlung Abstand. Während nicht verheiratete Paare die Kosten seit jeher selbst aufbringen mussten, ist für Ehepaare mit einer Gesetzesänderung im Jahr 2004 die Kostenübernahme der gesetzlichen Krankenversicherung eingeschränkt worden. Dabei wurden die zuschussfähigen Behandlungsversuche auf maximal 3 Versuche reduziert, es wurde ein Mindestalter von 25 Jahren und eine Altersobergrenze von 40 Jahren bei Frauen und 50 Jahren bei Männern festgelegt. Ferner müssen die Paare 50 Prozent der Kosten selber tragen, die bei einer IVF dann ca. 1300 Euro betragen.[37]

Die Zuzahlungen hatten einen Einbruch der IVF-Behandlungen und damit eine Reduzierung von 8000 IVF-Geburten zur Folge.[38]

Behandlungsrisiken liegen in erster Linie in der Hormonbehandlung. Sie kann beispielsweise ein früheres Auftreten der Wechseljahre, Gewichtsveränderungen, Unwohlsein und schlimmsten Fall eine Vergrößerung der Eierstöcke bis hin zum Platzen dieser hervorrufen. Auch mög-

---

[36] Vgl. Strauß, B., Heft 20 – Ungewollte Kinderlosigkeit, 2004, S. 10.
[37] Vgl. Strauß, B., Heft 20 – Ungewollte Kinderlosigkeit, 2004, S. 10ff.
[38] Vgl. Spiewak, M., Kein Baby auf Krankenschein, in: Die Zeit, Nr. 10, 2007, S. 33f.

liche Langzeit- beziehungsweise Spätfolgen können nicht ausgeschlossen werden. Im Rahmen der Punktion besteht die Gefahr, innere Organe zu verletzen. Insgesamt stellt die medizinische Behandlung der Kinderlosigkeit eine große emotionale wie zeitliche Belastung insbesondere der Frauen dar. Sie wird als entwürdigend empfunden, weil sich die Frauen auf ihren Unterleib reduziert fühlen. Erschwerend kommt hinzu, dass sie bei eventuellen Krankenhausaufenthalten oft ein Zimmer mit einer Schwangeren oder einer Wöchnerin teilen muss.[39]

Alternativen zur Medizin bieten die natürlichen Heilverfahren, die in den letzten Jahren wieder an Aufmerksamkeit gewannen und die zum Teil recht erfolgreich angewandt werden. In der schonenden Verfahrensweise und der ganzheitlichen Betrachtung ist der Vorteil gegenüber der Schulmedizin begründet, die vorrangig die betroffenen Organe behandelt. Allerdings verlangen sie den Betroffenen ein weitaus größeres Engagement ab als die Schulmedizin. In allen Fällen ist Ausdauer, eine aktive Mitarbeit, mitunter sogar eine Veränderung der Lebensgewohnheiten oder die Aufgabe der reproduktionsmedizinischen Behandlung notwendig.[40]

Die Handlungsalternativen Adoption und Pflegschaft werden hier nicht näher dargestellt, da sie keine unmittelbaren Auswirkungen auf die Geburtenrate darstellen.

5 Resümee

In den letzten Jahrzehnten ist die Kinderlosigkeit in Deutschland stark angestiegen. Im europaweiten Vergleich hat Deutschland den höchsten Anteil an Kinderlosen. Unabhängig davon, ob die Kinderlosigkeit gewollt oder ungewollt ist, deutet der Anstieg des Alters beim Übergang in die Elternschaft darauf hin, dass die Entscheidung für Kinder, bedingt durch lange Ausbildungszeiten und Schwierigkeiten in der Vereinbarkeit von Beruf und Familie, zunehmend in höherem Lebensalter getroffen wird. Mit der Verschiebung des Kinderwunsches in ein höheres Lebensalter ist das Risiko sinkender Fruchtbarkeit verbunden, sowie die negativ

---

[39] Vgl. Strauß, B., Heft 20 – Ungewollte Kinderlosigkeit, 2004, S. 10.
[40] Vgl. Henning, K., Strauß, B., Psychologische und psychosomatische Aspekte der ungewollten Kinderlosigkeit, 2000, S. 15-33.

beurteilte Entwicklung nur ein Kind zu bekommen. Angesichts der begrenzten Erfolgsaussicht von reproduktionsmedizinischen Behandlungsmaßnahmen sollten die gesellschaftlichen Rahmenbedingungen so verändert werden, dass eine frühere Familienbildung leichter möglich wird.

Literaturverzeichnis

Bien, Walter, Marbach, Jan H., Partnerschaft und Familiengründung
- Ergebnisse der dritten Welle des Familiensurvey, Opladen
2003.

Fränznick, Monika, Wieners, Karin, Ungewollte Kinderlosigkeit – Psychosoziale Folgen, Bewältigungsversuche und die Dominanz der
Medizin, Weinheim 1996.

Henning, Kathrin, Strauß, Bernhard, Psychologische und psychosomatische Aspekte der ungewollten Kinderlosigkeit: Zum Stand der
Forschung, in: Stauß, Ungewollte Kinderlosigkeit – Psychologische Diagnostik, Beratung und Therapie, Göttingen 2000, S. 15-
33.

Kreyenfeld, Michaela, Huinink, Johannes, Der Übergang zum ersten
und zweiten Kind – Ein Vergleich zwischen Familiensurvey und
Mikrozensus, in: Bien, Marbach, Partnerschaft und Familiengründung - Ergebnisse der dritten Welle des Familiensurvey,
Opladen 2003, S. 43-64.

Schmitt, Christian, Winkelmann, Ulrike, Wer bleibt Kinderlos? –Sozialstrukturelle Daten zur Kinderlosigkeit von Frauen und Männern,
Deutsches Institut für Wirtschaftsforschung Berlin 2005,
(http://www.diw.de/deutsch/produkte/publikationen/diskussionspa
piere/docs/papers/pdf473.pdf)

Spiewak, Martin, Kein Baby auf Krankenschein, in: Die Zeit, Nr. 10,
01.03.2007.

Strauß, Bernhard, Ungewollte Kinderlosigkeit – Psychologische Diagnostik, Beratung und Therapie, Göttingen 2000.

Strauß, Bernhard, Heft 20 – Ungewollte Kinderlosigkeit (Gesundheits-
berichterstattung des Bundes), Berlin 2004.
(http://www.gbe-bund.de/gbe10/abrechnung.prc)